LETTRES-PATENTES ROYALES

RÉCEMMENT ACCORDÉES EN ANGLETERRE PAR S. M. BRITANNIQUE
LE ROI GEORGE IV,

POUR

UNE INVENTION

EN

MÉDECINE PRATIQUE;

PRÉCÉDÉES

1° Des Rapports *réguliers* de la COMMISSION MÉDICALE qui fut instituée en France, pour la Révision des Remèdes secrets (conformément au Décret du 18 août 1810), sur l'origine et les avantages d'une Préparation végétale, mercurielle et spiritueuse; comme aussi d'une Méthode particulière de l'employer *par absorption cutanée*, pour reconnaître, guérir et prévenir, *par crises naturelles*, LES MALADIES PSORIQUES, TANT INTERNES QU'EXTERNES.

2° Des Arrêtés *motivés* du Gouvernement Français et de divers Gouvernemens étrangers, qui *autorisent* la Vente de ce Remède SPÉCIAL et RÉVULSIF-EXTERNE,

SOUS LE NOM DE

QUINTESSENCE ANTI-PSORIQUE,

OU

EAU DE METTEMBERG;

Y joint son mode d'application, et le présent Précis officiel des nombreuses Pièces *régulières* qui en constatent l'efficacité.

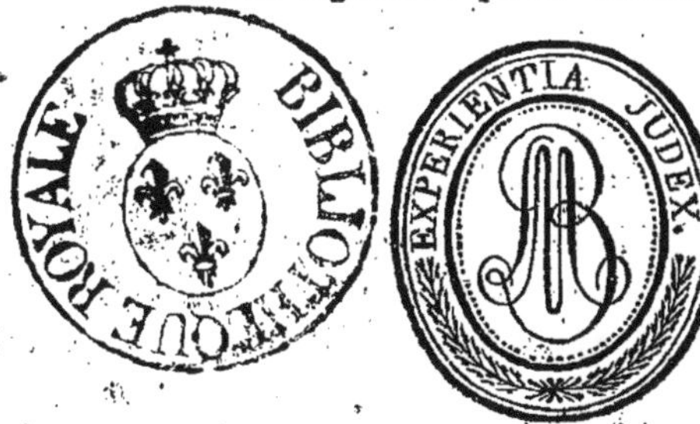

A PARIS,

Chez l'INVENTEUR, rue Saint-Thomas-d'Enfer, n° 5, près le Luxembourg.

Novembre 1825.

ROYAUME DE FRANCE.

Copie des Rapports imprimés, le 10 Février 1813, à l'Imprimerie du Gouvernement, et distribués à MM. les Membres du Conseil d'État.

« RAPPORT ET DÉCISION
DE LA COMMISSION DE RÉVISION
SUR L'EAU ANTI-PSORIQUE DE METTEMBERG.

Du 13 Août 1812.

A Son Excellence le Ministre de l'Intérieur.

MONSEIGNEUR,

De tous les Remèdes secrets présentés à l'examen et au jugement de la Commission de Révision, aucun ne lui a paru digne d'un véritable intérêt, si l'on en excepte celui de M. Mettemberg, Officier de Santé de la Maison civile et militaire du Sénat-Conservateur, demeurant à Paris, rue Saint-Thomas-d'Enfer, n° 5. Ce Remède est enregistré sous le n° 13 de la Commission. Nous allons exposer à Votre Excellence l'origine de ce Remède, les expériences multipliées qui en ont été faites à diverses époques, par ordre des Ministres vos prédécesseurs. Nous vous exposerons ensuite les résultats qui en constatent l'efficacité, et notre opinion sur la récompense à laquelle le sieur Mettemberg nous paraît avoir droit.

En 1794, la Gale se répandait dans nos armées, au point qu'on y comptait quatre cent mille hommes atteints de cette maladie (1) : le Gouvernement fit un appel aux Officiers de santé

(1) Rapport de l'Inspecteur-Général LARIBEAU, imprimé par ordre du Comité de Salut public.

militaires, dans le but de trouver un moyen le plus simple et le moins dangereux de la guérir, sans soustraire les soldats à leur service.

Le sieur Mettemberg, alors Chirurgien-Major du 75e Régiment, se voua à cette recherche, composa une Eau à laquelle il donna le nom de *Quintessence anti-psorique*; il en fit de nombreux essais, et en présenta les résultats au Gouvernement en 1795 : en 1801, il obtint l'ordre d'en faire faire des expériences publiques à l'hospice de la Maternité de Paris, sur les femmes, les nourrices et les enfans de tout âge qui se trouveraient avoir la Gale.

Ces expériences furent faites en présence de MM. Andry et Auvity, le premier, Médecin, le second, Chirurgien dudit hospice; de MM. Carret, ancien Chirurgien-Major du grand hôpital de Lyon, Delunel, Pharmacien-Chimiste, et de M. Lansel, Rapporteur *ad hoc*, pris dans le Ministère, pour recueillir les faits et les observations relatifs à ces expériences. Les résultats en furent satisfaisans, et consignés dans dix Procès-verbaux commencés le 22 septembre 1801 et clos le 11 janvier 1802, lesquels furent signés par les dénommés, et présentés au Ministre de l'Intérieur.

Muni de la copie de ces Procès-verbaux, le sieur Mettemberg se crut suffisamment autorisé à publier son Remède; il en établit des dépôts dans les départemens; mais en 1803, à propos de l'analyse qu'en fit M. *Mandel*, Pharmacien à Nancy, et de sa dénonciation au Ministre Chaptal, comme un Remède dangereux à prendre à l'intérieur (ce qui n'était pas une prescription du sieur Mettemberg, qui ne le proposait qu'en friction), l'École de Médecine de Paris fut consultée par Son Excellence sur la nature de ce Remède, et l'usage qu'on en pouvait faire.

L'École de Médecine répondit que, pour satisfaire Son Excellence, il aurait fallu que le sieur Mettemberg lui eût communiqué sa recette; que, malgré l'analyse qui de nouveau venait d'en être faite, et qui en décelait les principaux composans, il se pouvait faire qu'il se passât quelque chose de particulier et d'intime dans l'action respective des substances composantes dont on ne pût rendre un compte fidèle que par la connaissance exacte de ces substances et de leur quantité absolue, enfin du *modus faciendi* de la composition.

Le sieur Mettemberg persistant à tenir secrète sa composition, on invoqua contre lui les lois et les règlemens de police médicale existans. Alors survint un nouvel ordre du Ministre, de répéter les expériences qui antérieurement avaient été faites à la Maternité; elles furent de nouveau faites à Lille et à Lyon en 1806, et à Saint-Denis en 1807, dans les hospices assignés par l'ordre du Ministre.

Partout il y eut identité de faits, mais différence d'opinions: par les uns, aveu de conviction sur l'efficacité du Remède; par les autres, doute, incertitude sur quelques-unes des propriétés que lui attribue l'Auteur.

Cependant, en ne s'attachant qu'aux faits (et la vraie Médecine ne se compose que de l'observation et de l'analogie), on voit, dans toutes ces expériences, qu'en procédant d'après l'instruction donnée, l'*Eau de Mettemberg*, appliquée en frictions, mitigée avec de l'eau pure, selon l'âge, la multiplicité des boutons et la température qu'exige la saison régnante, guérit plus ou moins promptement, selon la susceptibilité individuelle, les Gales récentes, en donnant d'abord plus d'intensité à l'éruption présente, en produisant une chaleur douce, haliteuse, persévérante, avec démangeaison et disparition graduée de l'éruption; et dans les Gales anciennes dont la dégénérescence décide souvent des affections morbifiques de toute espèce, on voit survenir, particulièrement vers le siége familier à cette maladie, comme les jarrets, les poignets, etc., des éruptions journellement croissantes, avec les phénomènes précités, lesquelles se succèdent, sèchent, disparaissent, et avec elles les différentes altérations morbifiques chroniques auxquelles la Gale a donné lieu, telles que celles citées à Paris, à Lille, à Lyon, à Saint-Denis; des dypsnées intenses, des cardialgies, des ophtalmies (1),

(1) L'enfant de Claudine Bouilly, n° 11; expériences à la Maternité, à Paris.

des ulcères de mauvais caractère (1), des fièvres intermittentes tenaces et récidivées (2).

On voit à l'occasion de ces éruptions, comme à l'occasion de quelques autres crises suscitées par l'*Eau de Mettemberg*, la guérison inespérée d'un catharre pulmonaire (3), d'une infiltration générale (4), d'une épilepsie (5), de beaucoup d'éruptions d'apparence dartreuse, suites de Gales dégénérées.

On voit encore, dans les expériences faites comparativement sur des sujets qui n'avaient jamais eu la Gale, ces frictions longtemps pratiquées sans produire la moindre éruption prurigineuse et caractéristique (6); enfin, on voit ces lotions soustraire à la contagion psorique ceux qui les ont faites immédiatement après s'être exposés au contact des galeux.

Si l'on joint à ces témoignages authentiques,

1°. Les résultats satisfaisans des expériences ordonnées par le Gouvernement espagnol, expériences faites au grand hôpital de Madrid, sous l'inspection des Commissaires nommés par la Junte suprême de Médecine (7);

2°. Les cures opérées sous les yeux du Général Comte Hullin, commandant la place de Paris, sur six cents soldats casernés à la Nouvelle-France, sans qu'aucun d'eux ait été détourné de son service et de ses exercices;

3°. Les témoignages particuliers de succès, de plusieurs Maréchaux de France, de beaucoup d'Officiers-Généraux et d'Offi-

---

(1) Même hospice, Marie-Anne Gilles, premier Procès-verbal; et à la Maison dite *Bicêtre*, à Lille, Adélaïde Locane.

(2) Jean-Charles Dessy, n° 134; expériences de Lyon.

(3) Expériences à Lyon, Bertet, n° 125.

(4) Au même hospice, Robin, n° 137.

(5) Observation fournie par le Docteur Dassit, Maire de Confolens, et transmise par le Préfet de la Charente, résidant à Angoulême (*voyez la Liasse*, n° 5).

(6) Hospice de la Maternité, Adrien Mien, n° 5; à l'hospice Saint-Sauveur à Lille, Henri Bourgeois; à la Maison de Répression de Saint-Denis, Charlotte Doublés, infirmière; Marie Duprat et Adélaïde Thénard.

(7) Ces résultats satisfaisans ont valu à l'Inventeur le privilége de vendre et de débiter son Remède dans toutes les Espagnes.

ciers-Supérieurs, de Préfets, de Médecins distingués des Départemens et de la Capitale ; enfin le témoignage de plusieurs Membres de la Commission de Révision, sous les yeux desquels des maladies chroniques, ayant pour dates des Gales négligées ou légèrement traitées, ont été guéries par les seules lotions de l'*Eau de Mettemberg* ;

En n'embrassant aucune des opinions théoriques émises par l'Auteur, et contestées par d'autres, sur la nature et la manière d'agir de ce Remède, *il résulte*, pour la Commission de Révision, de cette masse de faits bien avérés, les considérations suivantes :

1°. L'*Eau de Mettemberg* est curative dans la Gale récente, sans autre pratique médicale additionnelle que l'observation des règles de l'hygiène, toujours indispensable à l'entretien de la santé ;

2°. Elle est aussi curative dans les Gales dégénérées, en produisant communément une éruption qu'on doit nommer *critique*, puisqu'elle fait cesser la maladie à laquelle la Gale a donné lieu: *sublatâ causâ tollitur effectus* ;

3°. L'*Eau de Mettemberg*, administrée pour la Gale ou pour ses dégénérescences, et suivant la Méthode qui lui est jointe, est sans danger, puisque, dans toutes les expériences publiques et les relations particulières, son usage n'a été suivi d'aucun accident.

D'après tous ces titres, la Commission de Révision pense que l'*Eau anti-psorique de Mettemberg* mérite la confiance publique, dans les Gales récentes et dans les Gales dégénérées; que son emploi serait principalement utile dans les armées, par l'avantage qu'elle a sur toute autre pratique médicale, de maintenir le soldat en état de service, et de ne pas altérer les linges ni les vêtemens qu'il porte durant son usage.

Il reste à la Commission de Révision à considérer quelle récompense on peut assigner à l'Inventeur de l'Eau anti-psorique.

La somme de 6,000 francs, proposée par la Commission d'examen à titre de gratification au sieur Mettemberg, ne semble point être en rapport avec l'utilité reconnue de son Remède, et les dépenses notables qu'il a faites pour en constater l'efficacité, par des expériences toujours à ses frais, dans des lieux (1) si éloigués de sa résidence; dépenses qu'il n'a pu recouvrer, par l'effet du Décret du 18 août 1810, qui, en prohibant la vente de tout remède réputé secret, a rendu nul le Décret spécial du 6 février 1810, qui autorisait le sieur Mettemberg à vendre et à débiter son Remède en France.

La Commission de Révision propose (et son opinion ne peut être qu'un vœu soumis à la sanction de Sa Majesté), que pour rendre l'Eau anti-psorique d'une utilité plus générale, et être juste envers son inventeur, la propriété lui en soit conservée durant trente ans; qu'après ce temps, elle devienne propriété publique; que pour remplir ce double but, 1°. il soit fait un dépôt de la présente Recette du sieur Mettemberg, sous le sceau de la Commission de Révision, au Ministère de l'Intérieur, pour devenir, après trente ans, une propriété publique; y joint son mode d'application, et à découvert toutes les pièces qui en constatent l'efficacité;

2°. Qu'il soit permis à l'Inventeur d'en établir des dépôts durant trente ans, dans les départemens, à charge par lui, pour éviter les abus qui pourraient en être faits, d'en faire agréer les dépositaires par MM. les Préfets et Sous-Préfets, ou toute autre autorité constituée.

Nous vous prions, Monseigneur, d'agréer la nouvelle assurance de notre zèle et du profond respect avec lequel nous avons l'honneur d'être,

De Votre Excellence,

Les très humbles et très obéissans serviteurs,

Signé, Bosquillon, *Président*;
Balleroy, *Secrétaire*. »

(1) Lyon, Lille, Madrid, etc.

« AVIS
DE LA COMMISSION DE RÉVISION
SUR
L'EAU ANTI-PSORIQUE DU SIEUR METTEMBERG.

Paris, le 11 janvier 1813.

A Son Excellence le Ministre de l'Intérieur.

MONSEIGNEUR,

Nous avons reçu la lettre que Votre Excellence nous a fait l'honneur de nous adresser, le 29 octobre dernier, à l'effet de vous envoyer, le plus tôt possible, notre avis positif et motivé, sur la fixation de l'indemnité qu'il paraîtrait convenable d'accorder au sieur Mettemberg, pour l'acquisition de son secret, en exécution du Décret du 18 août 1810, au lieu de l'opinion émise par nous, de lui conserver la propriété du Remède pendant trente ans, avec l'autorisation de le vendre et de le débiter, pour lui tenir lieu d'indemnité pécuniaire.

Vous nous mandez, Monseigneur, que, quelque désir que Votre Excellence eût d'adopter une mesure dont nous connaissons l'utilité, elle ne saurait proposer à Sa Majesté d'accorder au sieur Mettemberg l'autorisation dont il s'agit, parce que cette proposition serait contraire aux dispositions du Décret précité, dont elle ne peut s'écarter; que cependant, comme Votre Excellence reconnaît tout l'intérêt qu'il y aurait pour l'humanité en général, et particulièrement pour nos armées, dans l'emploi du Remède anti psorique, elle désire savoir, d'une manière positive, quel sacrifice le Gouvernement aurait à faire pour en acquérir la propriété. Elle nous transmet, en même temps, le dernier Mémoire que lui a fait parvenir le sieur Mettemberg, et nous invite à examiner, de nouveau, ses propositions, en les mettant en balance avec le degré d'utilité dont serait, pour le Gouvernement, l'acquisition de son secret.

Pour répondre dignement à la confiance dont Votre Excellence l'honore, la Commission s'est assemblée le 26 novembre dernier, à l'effet d'entendre le sieur Mettemberg sur le prix qu'il met à la cession de son Remède, et les motifs de sa demande.

M. Mettemberg a exposé, avec des preuves suffisantes, que, depuis vingt ans qu'il a abandonné les diverses branches de l'art de guérir auquel il se livrait, pour s'attacher au traitement de la Gale, le produit net et annuel de la vente de son Remède s'était communément élevé à la somme de onze à douze mille livres, mais que, loin d'avoir rien mis en bourse, il avait dépensé plus que cette somme pour attirer de la confiance dans son Remède, par des expériences à ses frais, commandées par le Gouvernement dans des lieux très éloignés de sa résidence, comme Lyon, Lille, Paris, Saint-Denis, et même en Espagne; qu'enfin, le Décret spécial du 6 février 1810, qui semblait lui promettre un ample dédommagement de tous ses sacrifices, par l'autorisation d'établir des Dépôts sur divers points de la France, n'a eu qu'un effet contraire à ses intérêts, par la prohibition presque immédiate portée par le Décret du 18 août 1810, sur la vente des remèdes secrets.

La Commission avait encore à s'assurer d'un avantage essentiel énoncé dans la Méthode de traitement de M. Mettemberg, savoir :

La non suspension de l'instruction et du service militaire, ou, en d'autres termes, la possibilité d'exposer sans danger les malades à l'impression du froid, dans l'intervalle des lotions.

Le sieur Mettemberg, auquel ce doute a été porté, s'est empressé de le lever, en invitant tous les membres de la Commission à suivre le traitement actuellement en activité à Panthemont, sur des soldats des dépôts de la Garde impériale, affectés de la Gale plus ou moins invétérée.

Un mois s'étant écoulé, il résulte du relevé de la feuille de la Piscine de Panthemont, de la déclaration de l'Officier de santé préposé à ce service, de tous les soldats soumis au traitement, du Colonel Roidot, commandant ces dépôts, que le fait énoncé par M. Mettemberg est exact, et les guérisons reconnues complètes.

La Commission de Révision, bien convaincue de tous ces

avantages, a arrêté de vous présenter, Monseigneur, la déclaration suivante :

1°. La Méthode de traitement pour la Gale, par M. Mettemberg, est nouvelle, sûre, et préférable à toutes celles dont on a fait usage jusqu'à ce jour, sous le double rapport de guérir les Gales récentes et les Gales invétérées, et de n'entraîner aucun accident consécutif, quand on a procédé fidèlement d'après son instruction ;

2°. Qu'elle a l'avantage de conserver le linge et les vêtemens des malades, considération importante d'économie ;

3°. Qu'il doit être accordé à l'Auteur une récompense sous le double rapport des dépenses notables qu'il a faites pour constater l'efficacité de sa Méthode, et pour les services que la société et les armées peuvent en retirer.

Cette dernière considération, sur laquelle Votre Excellence a chargé la Commission de prononcer, lui a paru fort délicate.

D'une part, l'intérêt public veut la plus sévère économie ; et, dans cette vue, la Commission, dans sa décision du 13 août dernier, assimilant au brevet d'invention la Méthode curative du sieur Mettemberg, proposait à Votre Excellence qu'il abandonnât son secret pour la permission exclusive de vendre son Remède durant trente ans, ce mode étant jugé plus propre qu'aucun autre à perfectionner sa Méthode, si elle en est encore susceptible, et parer aux conséquences fâcheuses d'une manipulation et d'une application routinières ; objet d'une si grande importance que, dans le cas où Votre Excellence s'arrêterait à une indemnité pécuniaire, nous regardons la permission d'être vendu par l'Auteur, au moins concurremment avec les Pharmaciens, comme le seul moyen de conserver, par une sorte de contrôle, la Méthode du sieur Mettemberg dans toute sa pureté.

D'autre part, la justice réclame une récompense encourageante et proportionnée à l'utilité de cette nouvelle méthode, dont les avantages ont été suffisamment exprimés, contre un fléau dévastateur par sa dégénérescence, et particulièrement dans la classe indigente, utile et laborieuse, et si répandu d'ailleurs dans les camps, dans les armées.

Par ces raisons, la récompense due à l'Auteur nous a paru devoir être mise hors de la ligne de celles accordées à M. Pradier et à quelques autres, sur lesquels la Commission a déjà donné son avis. Elle livre à votre sagesse, à votre justice, à prononcer à ce sujet : c'est à vous, Monseigneur, administrateur suprême, à fixer cette indemnité et cette récompense, ou à la soumettre à la bienveillance de notre auguste Monarque.

Nous avons l'honneur d'être, avec un profond respect,

MONSEIGNEUR,

De Votre Excellence,

Les très humbles et très obéissans serviteurs,

Les Membres de la Commission de Révision,

Signé, BOSQUILLON, *Président;*

BALLEROY, *Secrétaire.* »

N. B. Par Avis du CONSEIL D'ÉTAT, en date du 5 Mars 1813, approuvé par le Chef du Gouvernement, le 18 du même mois, l'Autorisation accordée au sieur Mettemberg, par *Décret spécial motivé* du 6 Février 1810, de préparer, annoncer et vendre publiquement *la Quintessence anti-psorique* ou *Eau de Mettemberg*, dont il est l'*Inventeur*, est maintenue jusqu'à Décision relative à l'acquisition de ce Remède par le Gouvernement.

ROYAUMES D'ESPAGNE.

Autorisation du Gouvernement.

« Visto el informe de los Médicos comisionados por la Junta « Suprema de Medicina, para exâminar las ventajas del méthodo » y remedio inventados por el Doctor Mettemberg, Médico de » la Casa y Guardia del Senado-Conservador de Francia, para » la curacion de la sarna, he venido en concederle el libre uso » y venta en estos Reynos del expresado remedio anti-psórico.

» *Madrid* 5 *de Junio de* 1809.

» El Ministro de lo Interior,

» *Firmado* MANUEL ROMERO »

Arrêté de Son Excellence le Ministre des Finances, qui autorise le dépôt général de la Méthode et de l'Eau anti-psorique de Mettemberg, à l'Hôtel royal de la Douane.

Madrid, le 28 juin 1809

LE CONTADOR DE LA DOUANE ROYALE,
à M. Mettemberg.

Son Excellence Monseigneur le Comte de Cabarrus me mande, le 26 du courant, ce qui suit :

« D'après l'opinion que vous m'avez manifestée, Monsieur, » par votre Lettre du 20 de ce mois, j'ai accédé à la demande » de M. Mettemberg, Chirurgien-Major de la Garde et Maison » du Sénat-Conservateur de France, eu égard au bien qui peut » en résulter pour l'humanité, en lui accordant la faculté d'éta- » blir dans cette Douane le dépôt du Remède dont il est l'In- » venteur, pour la guérison des maladies psoriques, comme » aussi de le faire vendre au Public par l'Employé chargé de la » vente du sel purgatif, argent vif et autres drogues, et d'en » recevoir successivement le produit; qu'on lui fournisse en » payant des magasins de Sa Majesté, les objets nécessaires à » la confection de ce Remède qui pourraient s'y trouver, et » qu'on lui permette la libre entrée de celui qui se trouverait » fait ou se ferait hors du Royaume.

» Vous voudrez bien, Monsieur, demeurer prévenu de ces » dispositions pour leur entière exécution, et en donner avis à » la partie intéressée, pour sa gouverne. »

J'ai l'honneur de vous en faire part dans le même but.

Dieu vous conserve beaucoup d'années!

Signé, Antoine Garcia de Roa.

N. B. En vertu d'un ordre de Son Excellence le Ministre de la police générale, le susdit Dépôt a été annoncé long-temps *gratis* dans le Diario de Madrid.

ROYAUME DE PRUSSE ET PRINCIPAUTÉS D'ALLEMAGNE.

La même Autorisation spéciale *motivée* a été accordée au sieur Mettemberg, en Prusse, par ordre émané du Cabinet de S. M. le ROI FRÉDÉRIC GUILLAUME III, du 29 mai 1814; et dans plusieurs autres parties de l'Allemagne, par Lettres-Patentes de LL. AA. SS. le DUC RÉGNANT D'AREMBERG, du 20 août 1809, et le DUC RÉGNANT DE SAXE-COBOURG, du 1er juin 1814.

ROYAUME D'ANGLETERRE,

EXTRAIT DES LETTRES-PATENTES ROYALES, ACCORDÉES LE 25 FÉVRIER 1825.

GEORGE IV, *par la Grâce de Dieu, Roi des Royaumes-Unis de la Grande-Bretagne et d'Irlande, Défenseur de la Foi; à tous ceux qui ces Présentes verront, Salut:*

ATTENDU QUE le Chevalier JOSEPH DE METTEMBERG, Médecin, ancien Chirurgien-Major dans les Armées Françaises, nous a humblement exposé par sa Requête, qu'il a inventé une Préparation végétale, mercurielle et spiritueuse, à laquelle il a donné le nom de *Quintessence anti-psorique* ou *Eau de Mettemberg;* et aussi une Méthode particulière de l'employer, par absorption cutanée, pour agir par crises naturelles, comme un Remède spécial et révulsif-externe, et comme un Cosmétique médical; qu'il en est le premier et le véritable Inventeur, et que ce Spécifico-Cosmétique n'a jamais été mis en usage par aucune autre personne quelconque, à sa connaissance ou croyance. En conséquence le Pétitionnaire nous ayant prié humblement de vouloir bien lui accorder gracieusement, ainsi qu'à ses exécuteurs testamentaires, administrateurs et ayans-cause, nos Lettres-Patentes Royales, sous le Grand Sceau de notre Royaume-Uni, qui leur confèrent l'usage, le bénéfice et l'avantage exclusif de ladite invention, en Angleterre, dans le pays de Galles, et dans la ville de Berwick-sur-le-Tweed, ainsi que dans toutes nos Colonies et Plantations étrangères; et ce pour le terme de quatorze ans, conformément au Statut établi et fixé en pareil cas : Et voulant encourager tous les arts et toutes les inventions qui peuvent tendre au bien public, il nous plaît de condescendre gracieusement à la requête du Pétitionnaire. Nous faisons donc savoir que par notre grâce spéciale, science certaine, et par un effet de notre libre volonté, nous avons donné et accordé, comme par ces présentes nous donnons et accordons pour nous, nos héritiers et successeurs, audit Chevalier Joseph de Mettemberg, à ses exécuteurs testamentaires et ayans cause, Notre licence spéciale, plein pouvoir, seul privilége, et autorité, à l'effet par ledit Chevalier Joseph de Mettemberg, ses exécuteurs testamentaires, administrateurs et ayans-cause, et chacun d'eux, par lui-même et eux-mêmes, ou par ses ou leurs députés, serviteurs ou agens, ou tels autres que ledit Chevalier Joseph de Mettemberg, ses exécuteurs testamentaires, administrateurs ou ayans-cause, auront agréés, soit pour un terme fixe, soit pour la durée entière du nombre d'années ci-dessus mentionné, de faire légitimement usage de ladite invention, la mettre en pratique et la vendre dans notredit Royaume-Uni de la Grande-Bretagne et d'Irlande, appelé Angleterre, dans notre pays de Galles et dans notre ville de Berwick-sur-le-Tweed, comme aussi dans toutes nos Colonies et Plantations étrangères, de la manière que ledit Chevalier Joseph de Mettemberg, ses exécuteurs testamentaires, administrateurs et ayans-cause le jugeront convenable.........

Nous enjoignons, de la manière la plus formelle, à toutes personnes quelconques, tous corps politiques, toutes corporations, et généralement à tous nos sujets, quelque rang, qualité, nom et condition qu'ils puissent avoir, et leur ordonnons à tous et à chacun d'eux en particulier, de ne point faire usage d'une manière directe ou indirecte, de ladite Invention, dont le privilége exclusif a été accordé, ainsi qu'il a été dit ci-dessus, comme aussi de ne contrefaire, imiter ou falsifier aucunement ladite Invention....

. Nous ordonnons en outre par ces présentes, tant pour nous que pour nos héritiers et successeurs, à tous, et à chacun de nos Juges de paix, Maires, Scherifs, Baillis, Constables, Commissaires, et à toutes Autorités civiles et militaires quelconques, de n'inquiéter, ni troubler en aucune manière, pendant toute la durée dudit privilége, ni ledit Chevalier Joseph de Mettemberg, ni ses exécuteurs testamentaires, administrateurs et ayans-cause, ni aucun d'eux, ni ses ou leurs députés, serviteurs ou agens, dans ou hors l'usage et l'exercice légal de ladite invention, ou de tout ce qui peut y avoir rapport..................

En foi de quoi nous avons délivré les présentes Lettres-Patentes, en notre Palais de Westminster, le vingt-sixième jour de février, dans la sixième année de notre règne.

Par Ordre du Sceau Privé,

Signé SCOTT.

N. B. Le 30 juillet 1825, la SPÉCIFICATION de cette Préparation végétale, mercurielle et spiritueuse (qui en comprend la *Recette* très exacte et détaillée avec la *Méthode particulière* et *invariable* de l'employer *par absorption cutanée*, pour agir *par crises naturelles* comme Remède *spécial* et *révulsif-externe*, et comme *Médico-Cosmétique*), a été déposée et enregistrée A LA HAUTE COUR DE CHANCELLERIE de S. M BRITANNIQUE, pour devenir *propriété publique*, après l'expiration d'un Privilége exclusif de quatorze années : ce qui se rapporte parfaitement au vœu déjà exprimé en France par l'ancienne Commission de Révision des Remèdes secrets, et à la Mesure *motivée* que ce Tribunal suprême de Médecine avait proposée au Gouvernement dans l'intérêt général de la Société, et suivant les précédens Rapports officiels.

Depuis cette époque (au lieu de voir publier et utiliser généralement la FORMULE de ce *Spécifico-Cosmétique*, légalement *déposée*, *exécutée* et *éprouvée*, et indemniser l'Auteur, suivant le Décret du 18 août 1810, les Avis des Commissions médicales d'*Examen* et de *Révision*, le Rapport et le Projet du décret présentés par le Ministre de l'Intérieur au Chef du Gouvernement, le 3 février 1813), la *Coterie-Mandel*, en détournant la publication *régulière* de la *véritable* Recette, et en abusant de la soumission scrupuleuse du sieur Mettemberg aux divers ordres des Ministres et aux Lois de son pays, a paralysé perfidement les heureux résultats de cette Découverte, *dont l'emploi générale-*

ment adopté réduirait la POLYPHARMACIE *et ramènerait à la pratique simple de la Médecine d'*HIPPOCRATE. Cette *coterie* a donné lieu à des contrefaçons dangereuses et à de fausses applications; elle a répandu des *calomnies* et d'*injustes préventions* judiciairement reconnues telles; elle a présenté son Examen *secret* sous un faux point de vue; et, en circonvenant les Agens du pouvoir, elle a réuni toutes les manœuvres obscures de l'*intrigue*, pour faire *anéantir* ladite Invention médicale: ce qui aurait déjà été fait, sans l'*antécédent* et la Législation actuelle.

Toutefois, DES MILLIERS DE FAITS PUBLIQUEMENT ET AUTHENTIQUEMENT CONSTATÉS PROUVENT, qu'indépendamment du bien de l'Humanité et du Service public, l'emploi de *cette nouvelle Méthode* (FONDÉE SUR LA MÉDECINE DU BON SENS, et que ladite *coterie* s'est plu de qualifier de CHARLATANERIE) épargnerait chaque jour à l'Administration-Générale en France, les frais de *cinquante mille journées* d'hôpitaux civils, militaires et maritimes, évalués au moins à *dix-huit millions* par an; et que les mêmes avantages pourraient proportionnellement avoir lieu dans tous les autres Gouvernemens..... Mais les hôpitaux sont partout la source de *mille abus*, que bien des gens ont intérêt de maintenir sous le spécieux prétexte de *philantropie!*

Du moins, d'après le second dépôt public de la SPÉCIFICATION ci-dessus expliquée, la *Méthode médicale du sieur Mettemberg* sera conservée à la Postérité, dans toute sa *pureté*, et ne pourra plus être mise dans la catégorie des *Remèdes secrets*, parmi lesquels elle n'aurait jamais dû figurer en France, puisque l'Inventeur n'a fait que répondre à l'Appel du Gouvernement adressé à tous les Officiers de santé militaires, et persévérer depuis trente ans à remplir toutes les formalités prescrites par l'Autorité légale.

Au reste, chacun peut encore, à peu de frais en France, vérifier le mérite de la *Lotion révulsive-externe* de Mettemberg (soit comme *Spécifique*, soit comme *Cosmétique* médical) par sa propre expérience, juge impartial et persuasif, en s'adressant directement à l'Inventeur, [illegible]

DE L'IMPRIMERIE DE HUZARD-COURCIER, RUE DU JARDINET, N° 12.

www.ingramcontent.com/pod-product-compliance
Ingram Content Group UK Ltd.
Pitfield, Milton Keynes, MK11 3LW, UK
UKHW020502220726
13923UKWH00006B/2714